QUESTION

D'ASSOCIATION MÉDICALE

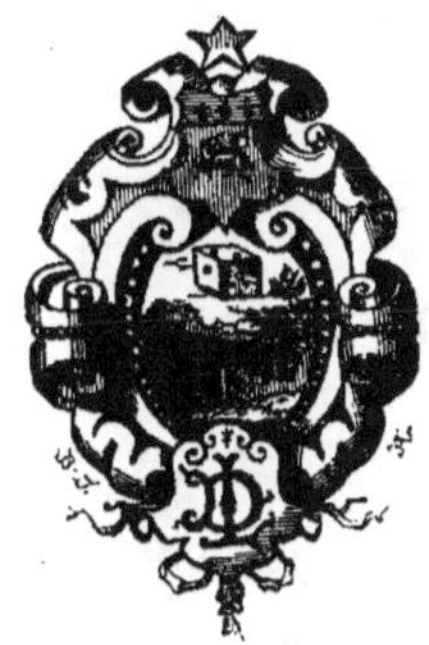

ROUEN

IMPRIMERIE LÉON DESHAYS

Rue Saint-Nicolas, 28 et 30.

—

1874

Rouen, le 20 octobre 1874.

Monsieur et honoré Confrère,

La dernière Assemblée générale a nommé trois Commissions composées chacune de sept Membres et chargées d'étudier, l'une un projet de subvention aux malades, l'autre la question de concours pour les hôpitaux, et la troisième un projet de tarif.

Trois ou quatre Commissaires, je crois, se sont réunis pour la première question ; deux seulement se sont rencontrés pour la seconde et se sont retirés sans délibérer ; cinq Commissaires parmi lesquels j'avais l'honneur de compter, se sont réunis à propos de la troisième question, et ils ont tenu séance, quoique l'auteur du projet de tarif et le tarif lui-même manquassent à l'appel.

Nous manquons un peu d'ensemble. Les ouvriers sont immédiatement du même avis sur toutes leurs affaires d'intérêt bien ou mal comprises, tandis que les bénéfices de l'association sont moins rapides pour des hommes instruits qui ont chacun leur manière de voir. On reproche aux anciens élèves de l'Ecole polytechnique de trop suivre la ligne droite, mais les incertitudes de notre art ne disposent pas notre esprit comme le leur. Cependant tous nos vétérans, trop délaissés, voient vite et juste ; c'est apparemment qu'il faut avoir longtemps vécu pour réagir contre notre art.

Veuillez trouver bon, Monsieur et honoré Confrère, puisque je me suis occupé plusieurs fois du tarif, que je continue et que je dise à quel point en est la question.

Le tarif qui faisait l'objet de notre réunion, nous avait été annoncé comme un tarif pour la chirurgie seule, tarif simplement indicateur et n'engageant personne.

Néanmoins, si les Médecins associés s'entendent jamais pour dresser un tarif chirurgical, ils seront bien près de dresser un tarif médical; et si l'on s'entendait pour dresser des tarifs indicateurs, on serait bien près de s'engager à les suivre.

En place du tarif chirurgical qui nous manquait, j'ai prié mes Collègues d'examiner et de patronner le tarif rural dont j'ai adressé un exemplaire à chacun de nos Associés, il y a deux ans. L'un des Membres de la Commission m'a dit alors : Votre tarif minimum ne peut pas me convenir, car si quelqu'un me doit 30 fr., aux termes de votre tarif, et qu'il ne puisse m'en donner que 10, votre minimum m'empêcherait de les prendre, tandis qu'à mon avis 10 fr. valent mieux que rien. Il est très-fâcheux, ai-je répondu, que vous ne vous interdisiez pas de prendre ces 10 fr.; en effet, si vous acceptez un paiement inférieur au minimum chez ceux qui ne peuvent pas payer davantage, votre voisin acceptera 10 fr. chez les gens qui pourraient en payer 30, et tous les Médecins du pays seront forcés d'imiter ce trop bon marché. Une convention sur ce sujet, un tarif aurait l'avantage de soustraire les adhérents à cet entraînement, et de les conduire à ne plus se faire une concurrence outrée, à ne plus se ruiner mutuellement, chose incompatible avec l'esprit d'association.

Ce tarif imprimé, ajoutait le même Collègue, porte les ouvertures d'abcès à 5 fr.; or, si j'ouvre un abcès de l'aine, je risque de me tromper et d'ouvrir l'intestin, puisque cette erreur a pu être commise par le docteur Chauffard lui-même qui dut alors quitter la ville où il s'était d'abord installé (la même chose est arrivée au docteur Pilore, et cela malgré les protestations du Médecin traitant, *errare humanum*); il serait donc déraisonnable, poursuivait mon honorable contradicteur, d'assumer une aussi grande responsabilité pour une aussi faible

somme que celle indiquée par votre tarif. Mais il est évi-
dent que les adhérents à un tarif minimum, en s'inter-
disant le droit de descendre au-dessous de ce minimum,
restent tout aussi libres d'élever leur chiffre que si le
tarif n'existait pas. En outre, ce sont les opérations de
petite chirurgie, les *incisions* superficielles et inoffensives
que ce modèle imprimé cote à 5 fr. (indépendamment
des frais de voyage); il estime à 100 fr. les opérations de
chirurgie moyenne (non sanglantes), et il ne tarife même
pas du tout les grandes opérations comme celle dont il
s'agit; il se borne à dire que les Confrères devront s'entendre entre eux pour fixer leurs honoraires, et il ajoute,
avec sagesse, que le Médecin traitant se chargera de
toucher et de transmettre l'argent. Le tarif classe les ma-
ladies chirurgicales suivant leur importance, mais c'est
à nous de les distinguer, et nos erreurs de diagnostic ne
prouvent pas que le tarif soit mauvais. *Errare humanum
est,* et l'erreur peut jeter deux hommes par terre à la
fois? Raison de plus pour s'en entendre.

Les clients, me fut-il encore objecté, s'empareront du
tarif pour régler leurs mémoires. Il n'y aurait pas grand
mal à cela, puisque le paiement serait ainsi moitié plus
fort qu'il ne l'est actuellement dans les campagnes, et
même quatre fois plus fort pour certaines campagnes,
comme il sera dit tout à l'heure. Il n'y a guère qu'un
seul Médecin, sur 6 ou 8, qui exige 10 fr., le prix du minimum, pour faire une visite à une lieue de distance;
quant aux visites de nuit que le tarif cote au double, les
7 ou 9 Médecins s'y tuent par complaisance, ou, à pro-
prement parler, par concurrence. Le tarif aurait peut-
être un tort, celui de mettre tous les Médecins sur le
même pied, à propos du rabais, ceux qui ont du savoir-
faire comme ceux qui n'en ont pas; mais cette égalité est
dans le génie de l'association. On pourrait objecter aussi
que le tarif a généralement deux prix, l'un pour les gens

peu aisés, l'autre pour les riches, et qu'un homme très-riche pourrait vouloir payer un accouchement 20 fr. au lieu de 100 (les voyages en plus). Mais d'abord, le public n'a pas besoin de connaître le tarif; les adhérents auront signé la convention qui leur paraît le mieux convenir à leur ville ou à leur campagne; ils auront pris leurs notes là-dessus, une douzaine de chiffres en tout d'après le modèle indiqué, et il n'est pas besoin de les publier. Admettons cependant que le tarif soit connu; l'arbitrage de notre Commission administrative décidera s'il est dû 20 ou 100 fr. Supposons qu'un rouennais très-riche, comme il en est beaucoup, sans qu'il y paraisse, veuille régler son compte de pharmacie d'après le minimum que l'Association des Pharmaciens de Rouen a fait imprimer il y a 30 ans et qui a été lithographié plusieurs fois depuis. Cette Association a pour but de soutenir ses Membres, quand ils ont raison; elle a fait condamner un de nos Associés, il y a 15 jours, en conseillant l'un des siens avec adresse, et elle prouverait à celui qui voudrait payer au minimum, que le chiffre établi pour les classes pauvres n'est pas du tout son fait; le Pharmacien pourrait même dire, ce qui ne serait pas sans importance pour lui, que ce sont ses Confrères qui l'obligent à maintenir son prix et qui agissent sous son nom dans l'intérêt général. Le minimum au-dessous duquel les Pharmaciens se sont promis de ne jamais descendre, ne peut pas représenter la valeur légale de leurs produits; il serait absurde de le prétendre, et une seule leçon donnée sur ce sujet serait définitive, les Avocats n'aimant pas à perdre leurs causes. De même pour le minimum médical.

Enfin on a dit, dans notre Commission, que le tarif pourrait être violé par les adhérents non associés et par les Associés eux-mêmes, sans que l'Association y puisse rien. C'est une erreur. D'abord, je suis convaincu que toutes nos questions professionnelles, quelles qu'elles soient, relèvent de notre Association, et qu'elle ne parviendra à enrôler les dissidents qu'en abordant carrément toutes ces questions; ensuite, la sanction ne lui fait pas défaut, pour le cas présent ni pour tout autre. Jamais les Associations n'auraient pris l'importance qu'elles ont acquise dans toutes les classes, si l'exclusion, à elle seule, n'était déjà une sanction véritablement redoutable. Tel Médecin, disais-je à mes Collègues de la Commission, s'était entendu avec tous les Confrères de sa ville, pour servir, à raison de 5 fr. par tête d'Associé, les Membres d'une Société de secours mutuels, mais il faussa sa parole, au bout de l'année, en passant un marché particulier avec cette Société qui exclut de son service les autres Médecins. Il fut exclus lui-même de l'Association médicale, et exclus de toutes les consultations. Quant aux conflits judiciaires qui peuvent naître entre lui et les Confrères qui refuseront de toucher sa main ou qui feront pis encore, ces conflits ne sauraient lui être favorables : il est jugé d'avance; ses juges naturels ont prononcé sur son compte; c'est un homme perdu, et la sanction est véritablement terrible. Le docteur Amédée Latour professait, dans le même discours annuel qui relatait ce fait, que le Médecin associé ne peut pas donner sa démission, qu'il peut être rayé sous les 6 mois par défaut de paiement, mais qu'il ne peut pas échapper au châtiment (*Annuaire de 1873*, page 74.). Tous les honnêtes gens, disait Voltaire, souhaitent que les lois soient sévères, car ce n'est pas eux qu'elles menacent, et j'ai plusieurs fois entendu mes Confrères regretter que nous n'ayons pas de Conseil disciplinaire, mais toutes les Associations sont très-suffisamment armées pour imposer leurs volontés. Il ne nous reste plus qu'à vouloir.

Il conviendrait, disait un Membre de la Commission, que, dans ma Commune, la visite me fût payée 2 fr. ou rien du tout; c'est là, ajoutait-il, une convention de di-

gnité qui devrait être accueillie d'emblée, sans signature
et sans tarif. Le Confrère qui parlait de la sorte est peut-
être au-dessus du besoin, mais s'il élevait ainsi ses prix
divers, sans convention ou sans avoir acquis, par quel-
que moyen que ce soit, une réputation supérieure, les
Médecins de son voisinage ne manqueraient pas de sé-
duire ses clients par la différence des prix. S'il essayait
alors de lutter, non par besoin d'argent mais par orgueil
légitime, en visitant les gens pour rien, il s'y tuerait
aussi; et le seul remède à cet inconvénient est un tarif
minimum. On peut affirmer que les Médecins actuels
n'arriveront jamais à mettre un sou de côté qu'en adop-
tant un tarif, qu'en s'entendant entre eux. Tel Médecin
de la campagne s'apercevra enfin (je suppose) qu'il est
honteux à lui de mourir prématurément et de s'être tué
sans laisser la moindre ressource à sa femme et à ses en-
fants; il voudra augmenter le prix de ses conseils et de
ses courses; mais il lui est défendu de rien changer à sa
destinée, si la majorité des 5 ou 6 Confrères limitrophes
ne s'engage pas, par écrit, à faire comme lui. Qu'il tente
néanmoins de démontrer sa valeur, sans tarif, d'établir
la légitimité de ses prétentions par un procès; la Justice-
de-Paix, conformément aux habitudes médicales du pays,
taxera son mémoire au quart de son dû, à 120 fr. (je
prends les chiffres de l'une de nos affaires). Si ce Médecin appartient à l'Association, la Commission administ-
trative se prendra de pitié; les conséquences d'un sem-
blable commerce lui paraîtront atroces; elle décidera
que le Médecin ne doit pas garder ce soufflet public,
qu'il convient de réagir contre des habitudes déplorables;
notre caisse fera les frais d'appel, et par suite, le Médecin touchera les 200 fr. qu'il réclamait; le tarif lui en
eut donné 423, sans procès, car le Juge-de-Paix se fut in-
cliné, dès sa séance de conciliation, devant la signature
des Médecins du pays, telle étant la mode. Le procès
aggrave sa misère et le tarif le sauverait.

Je crois n'avoir oublié aucune des objections qui ont été faites au tarif rural par notre Commission, et voici la lettre par laquelle l'un des deux Commissaires absents de notre réunion excusait son absence.

« Cher et honoré Confrère. Retenu à la chambre par
« une angine accompagnée de fièvre, je ne pourrai pro-
« bablement pas assister à la réunion de demain où doit
« se traiter la question si importante des tarifs. Le plus
« grand nombre des Associés de notre arrondissement
« apprécient les avantages de cette mesure, et ils ont, à
« plusieurs reprises, manifesté le désir de la voir s'im-
« planter dans notre département. Grâce à elle en effet,
« on peut prévenir bien des conflits de Médecin à client,
« mettre un frein à de tristes concurrences, et rappeler
« aux sentiments de confraternité celui qui, sous le
« masque d'une philanthropie calculée, exploite à son
« profit l'avarice des campagnards. Voici donc ce que
« nous avons arrêté pour les villes et les bourgades de
« notre arrondissement, à l'exception du chef-lieu dont
« les Médecins paraissent assez d'accord sur la question
« des honoraires : Visites dans la résidence du Médecin,
« 3 fr. pour les gens riches, 2 fr. pour les petits proprié-
« taires, les commerçants, les agriculteurs, 1 fr. pour les
« ouvriers. En dehors de sa résidence, le Médecin ajou-
« tera 1 fr. par kilomètre aux prix ci-dessus. Pour la pe-
« tite chirurgie (cautères, ventouses, ouverture de petits
« abcès, etc.), 5 fr. Accouchements, 25 fr. pour la classe
« peu aisée, 50 fr. pour la classe moyenne, 100 fr. pour
« les riches. Fractures et luxations (sans complication),
« 60—100—150 fr., selon la fortune des personnes, la dis-
« tance et la fréquence des visites. Ponctions d'ascite,
« d'hydrocèle, etc., de 20 à 100 fr., d'après les mêmes
« bases. Amputations, grandes opérations, de 100 à 500 fr.
« Les visites de nuit seront cotées double, ainsi que les
« visites consultatives. Il est bien entendu que ces diffé-

« rents prix ne constituent qu'un tarif minimum ; libre
« à chacun de prendre davantage. Quant au mode de
« recouvrements, on est convenu qu'on les opéreraittous
« les six mois, les familles de mauvaise foi ayant profité
« trop souvent de la prescription légale. Les Avocats, les
« Officiers ministériels, les commerçants tirent de leur
« profession les ressources nécessaires, parce qu'ils sa-
« vent s'entendre ; pourquoi n'en ferions-nous pas au-
« tant? Il serait fâcheux de se laisser arrêter dans cette
« voie par quelques réfractaires ou par quelques égoïstes ;
« il est temps d'améliorer le sort d'un grand nombre de
« praticiens qui gémissent et végètent dans le fond de
« nos campagnes, et un tarif bien établi, bien observé,
« contribuera certainement à rendre rémunératrice notre
« carrière si dure et jusqu'alors si ingrate, etc. »

Lecture de cette lettre entendue, la Commission a dé-
cidé que le tarif chirurgical qui faisait l'objet de notre
réunion est impossible, aussi bien que le tarif rural que
je lui ai présenté. Toutes les réformes, depuis les
satires déguisées du Confrère de Meudon jusqu'aux
Cahiers de 89, ont paru d'abord impossibles. Dans le
monde des idées, les résistances ont toujours été plus
ardentes d'abord que les aspirations; celui qui voit le
péril des réformes (qui croit le voir, à propos du tarif,
puisque les plus illustres meurent sans testament) a toujours été plus animé d'abord que celui qui voit l'espé-
rance. Le temps achèvera son œuvre. Cette première ré-
forme s'accomplira plus tôt, si elle est secondée par le
mécanisme dont les Médecins associés disposent; elle
s'accomplira plus tard, si les efforts restent isolés; mais
je ne doute pas qu'elle ne s'accomplisse.

Votre très-humble serviteur,

LE ROY.

Rouen. — Léon Deshays, imprimeur de la Société de Médecine.